AF145519

BEI GRIN MACHT SICH IHR WISSEN BEZAHLT

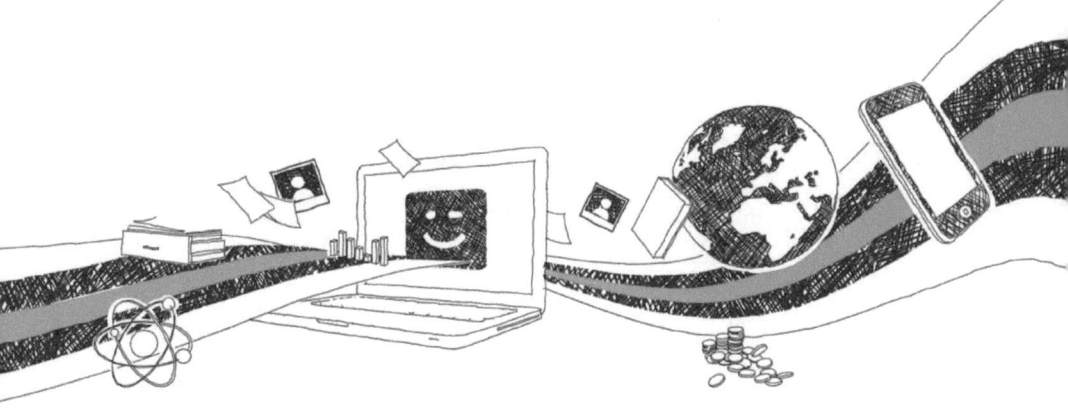

- Wir veröffentlichen Ihre Hausarbeit,
  Bachelor- und Masterarbeit

- Ihr eigenes eBook und Buch -
  weltweit in allen wichtigen Shops

- Verdienen Sie an jedem Verkauf

Jetzt bei www.GRIN.com hochladen
und kostenlos publizieren

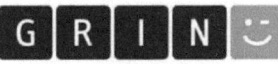

Bibliografische Information der Deutschen Nationalbibliothek:

Die Deutsche Bibliothek verzeichnet diese Publikation in der Deutschen National-bibliografie; detaillierte bibliografische Daten sind im Internet über http://dnb.d-nb.de/ abrufbar.

Dieses Werk sowie alle darin enthaltenen einzelnen Beiträge und Abbildungen sind urheberrechtlich geschützt. Jede Verwertung, die nicht ausdrücklich vom Urheberrechtsschutz zugelassen ist, bedarf der vorherigen Zustimmung des Verlages. Das gilt insbesondere für Vervielfältigungen, Bearbeitungen, Übersetzungen, Mikroverfilmungen, Auswertungen durch Datenbanken und für die Einspeicherung und Verarbeitung in elektronische Systeme. Alle Rechte, auch die des auszugsweisen Nachdrucks, der fotomechanischen Wiedergabe (einschließlich Mikrokopie) sowie der Auswertung durch Datenbanken oder ähnliche Einrichtungen, vorbehalten.

Impressum:

Copyright © 2014 GRIN Verlag, Open Publishing GmbH
Druck und Bindung: Books on Demand GmbH, Norderstedt Germany
ISBN: 9783668285699

Dieses Buch bei GRIN:

http://www.grin.com/de/e-book/338508/pflegemassnahmen-beobachten-und-handlungsbedarf-ableiten-praxisbericht

Benjamin Schmidt

Pflegemaßnahmen beobachten und Handlungsbedarf ableiten. Praxisbericht und Fallbeispiel einer 98-jährigen Patientin

GRIN Verlag

GRIN - Your knowledge has value

Der GRIN Verlag publiziert seit 1998 wissenschaftliche Arbeiten von Studenten, Hochschullehrern und anderen Akademikern als eBook und gedrucktes Buch. Die Verlagswebsite www.grin.com ist die ideale Plattform zur Veröffentlichung von Hausarbeiten, Abschlussarbeiten, wissenschaftlichen Aufsätzen, Dissertationen und Fachbüchern.

Besuchen Sie uns im Internet:

http://www.grin.com/

http://www.facebook.com/grincom

http://www.twitter.com/grin_com

Inhaltsverzeichnis

1. Einleitung

Ziel des Praxisauftrags war es, die durchgeführte Pflege, die Reaktion und das Verhalten der Bewohnerin zu beobachten, um dann in einem weiteren Schritt den pflegerischen Handlungsbedarf abzuleiten. Nachdem die Studenten ihre Bewohner sechs Wochen nicht gesehen hatten, galt es zu beobachten, was sich verändert hatte. Die momentane Ausgangssituation wurde beschrieben. Ob die erreichten Ziele weiterhin gehalten werden konnten, verändert werden mussten, oder ob neue Maßnahmen geplant werden mussten zeigte eine erneute Erhebung und die Unterstützung am Bewohner. Ein weiterer wesentlicher Punkt war die Reflexion der gemachten Erfahrungen. Es galt den Handlungsbedarf für die weitere studentische und berufliche Entwicklung zu beschreiben

2   Neue Fallerhebung von Fr. S.

An der ärztlichen Medikation hatte sich nichts geändert. Die ärztliche Diagnostik zeigte ebenfalls keine neuen Erkenntnisse. Lediglich Aussagen zur Sehfähigkeit konnten gemacht werden. „Das Brillenmobil" war bei Fr. S. und hatte ihre Sehfähigkeit überprüft. Die Sehfähigkeit hatte sich verschlechtert. Der Sohn wurde darauf hingewiesen einen Termin beim Augenarzt für seine Mutter zu machen. Er lehnte dies allerdings erneut ab. Seine Begründung war, dass es seiner Mutter mit 98 Jahren nichts mehr bringen würde. Im Gespräch mit der Wohnbereichsleitung ergab sich, dass er wahrscheinlich die anfallenden Kosten nicht tragen wollte. Einen Kalender mit großen Zahlen zur Förderung der Orientierung von Fr. S. lehnte ihr Sohn ebenfalls ab. Weitere Assessments wurden nicht erhoben, da sich keine relevanten Änderungen bei Fr. S. ergaben. Die Assessments des vorherigen Praxisordners konnten somit als aktuell betrachtet werden.

Assessmentleitfaden für Erwachsene nach Gordon 2013 *Vgl. (Gordon 2013, 46-54)*

2. Gesundheitsverhaltensmuster: Ernährung und Stoffwechsel

Beobachtung:

-        Am Ernährungs- und Trinkverhalten von Fr. H. hatte sich nichts geändert. Die tägliche Trinkmenge lag bei ca. einem Liter. *Siehe MNA-LF (Vgl.*

Bischoff 2012). Ob Fr. S. von den Pflegekräften zu vermehrtem Trinken angehalten wurde, entzieht sich der Kontrolle des Studenten.

- Sie aß meist mit einer Gabel oder einem Löffel. Vorgeschnittene Brotwürfel aß sie ebenfalls mit einer Gabel. Sie konnte die Nahrung nicht mundgerecht zubereiten.

- Fr. S. hatte erneut Mundwinkelrhagaden (Ergebnis Kayser-Jones Assessment). *Vgl. (Gottschalck 2003, 273-282) im alten Ordner.*
- Die Prothesen von Fr. S. konnten nur schwer in den Mund eingeführt werden. Alleine schaffte sie es nicht ihre Prothesen einzuführen.

Objektive Daten:
- Ihr Gewicht lag bei 47,8 kg und war somit wenig verändert.

Selbstbeschreibung:
- Fr. S. lehnt es ab ihr Brot selbst zu schmieren und schneiden.
In Anbetracht des Alters von Fr. S. und ihrer Selbstbestimmung wird darauf verzichtet, hier therapeutische Ziele zu planen und entsprechende Maßnahmen durchzuführen.

3. Gesundheitsverhaltensmuster: Ausscheidung

Beobachtung:
- Am Ausscheidungsverhalten von Fr. S. hatte sich nichts verändert.
- Manchmal meldete sie, wenn ein Ausscheidungsbedürfnis bestand.
- Häufig reagierte sie auf Nachfragen mit dem Bedürfnis auszuscheiden.

Fremdeinschätzung:
- Fr. S. bekam Lactulose morgens. Dieses Medikament stand nicht im Medikamentenplan. Hier bestand weiterer Abklärungsbedarf, ob überhaupt eine Obstipationsgefahr vorliegt. Laut Aussage der Pflegekräfte von Fr. S. lag eine Obstipationsgefahr vor. *Es wurde vom Studenten darauf hingewiesen, dass dieses Medikament ebenfalls noch in den Medikamentenplan aufgenommen werden muss.*
Daten aus der Pflegedokumentation:

- Hier stand geschrieben Fr. S. habe eine abhängig kompensierte Inkontinenzform. Durch die zeitliche Verkürzung der Toilettengänge ist hier eine abhängig erreichte Kontinenz anzustreben. *Vgl. (DNQP 2014a, 27) Im Praxiseinsatz wurde Fr. S. häufig gefragt, ob sie auf Toilette muss. Dadurch war die Inkontinenzvorlage von Fr. S. selten nass oder mit Stuhlgang behaftet. Es war dem Studenten jedoch nicht möglich zu überprüfen, ob dieser Vorgang in seiner Abwesenheit fortgeführt worden war.*

4. Gesundheitsverhaltensmuster: Aktivität und Bewegung

Beobachtung:

- Fr. S. wusch sich das Gesicht, Hände und Oberkörper selbst unter Anleitung. Gesicht, Oberkörper und Hände trocknete sie und cremte sich selbstständig unter Anleitung ein.
- Zum Kämmen musste Fr. aufgefordert werden.

- Die Schürfwunde am linken Schienbein war abgeheilt. Am linken Handrücken hatte sie eine ca. 0,3cm lange und breite, schwarze Warze. Siehe Hautanalyse. *(Beckmann 2009) im alten Ordner*

- Ging maximal 2-3 Schritte
- Es bestand eine ungenügende Muskelkraft und Ausdauer in den Beinen. Die Stehfähigkeit betrug ca. eine Minute. *Warum die Stehfähigkeit vom letzten Einsatz (ca. 5 min) nachgelassen hatte, lies sich nicht eindeutig sagen. Wahrscheinlich wurde Fr. S. in Abwesenheit des Studenten nicht so lange in den Stand gebracht.*
- Bewegt sich im Stuhl am Mittagstisch
- Führt kaum Eigenbewegungen durch beim Liegen im Bett. Nur Mikrobewegungen.

Fremdeinschätzung:

- Schwierigkeiten bei der Koordination der Bewegung verbesserten sich. *Im Gespräch mit der Wohnbereichsleitung erfuhr der Student, dass Fr. S. ihre Parkinsonmedikation bereits morgens vor dem Aufstehen erhalten hatte.*

- Fr. S. saß nach wie vor im Rollstuhl auf der linken Beckenseite verschoben.

Objektive Daten: *Siehe BWA.*   *Vgl. (Beckmann 2011) im alten Ordner*
- Die Gelenkbeweglichkeit von Fr. S. hatte sich nicht verändert.

5. Gesundheitsmuster: Schlaf und Ruhe

Beobachtung:
- Frau S. sah morgens sehr müde aus. Sie machte ihre Augen nur schwer auf.
- Sie hielt manchmal im Rollstuhl am Mittagstisch ein Nickerchen.

Selbsteinschätzung:
- Fr. S. sagte, dass sie morgens immer noch sehr müde sei, jedoch gut schlafen würde.
- Sie erzählte, dass sie mittags immer wieder gern im Bett sei, zum Mittagsschlaf.

6. Gesundheitsverhaltensmuster: Kognition und Perzeption

Selbstbeschreibung:
- Fr. S. gab an schlecht zu hören.

- Fr. S. hatte Angst blind zu werden.

- Fr. S. wurde zu den Schmerzen im linken Oberschenkel und der linken Hüfte befragt und gab an momentan keine Schmerzen zu haben. *Im Gespräch mit der Wohnbereichsleitung wurde eruiert, dass Fr. S. ihre Schmerzmedikation bereits immer an der Bettkante erhalten hatte. Vgl. (DNQP 2014b, 50-52)*
Beobachtung:
- Fr. S. hört aus ca. einem Meter Entfernung leises Flüstern auf beiden Ohren. Im letzten Einsatz war das nicht der Fall. Weil nicht davon auszugehen ist, dass sich die Hörfähigkeit innerhalb weniger Wochen bei diesem hohen

Lebensalter zum Positiven verändert, kann davon ausgegangen werden, dass Fr. S. bei der ersten Erhebung kognitive Defizite aufwies. Ein Rückschluss auf eine Verbesserung der kognitiven Leistungen konnte jedoch nicht gemacht werden.

- Die kognitiven Leistungen von Fr. S. waren unverändert. Oft war Fr. S. zu Ort und Zeit nicht orientiert. Zur Person war sie immer orientiert. Zur Situation war sie teilweise orientiert. Ein erneutes MMST wurde nicht erhoben. *Vgl. (Treusch 2009) im alten Ordner. Um Fr. S. Informationen zu der Zeit zu geben, wurde ihr Sohn gefragt, ob er einen Abreißkalender besorgen kann. Dieser lehnte jedoch ab und meinte das würde nichts bringen.*

3   Bericht vom 21.01.2015

Ziele: Fr. S. kann ihr Gesicht/ihren Oberkörper selbst waschen.

Fr. S. kann mit Besteck selbstständig Nahrung aufnehmen

Tremor und Rigor ist reduziert/Fr. S. kann sich ihren Oberkörper selbstständig kleiden

Diagnose: Selbstversorgungsdefizit Körperpflege S.273 *(Vgl. Herdman 2013)*

Merkmal: Fr. S. wusch sich das Gesicht, Hände und Oberkörper selbst unter Anleitung. Gesicht, Oberkörper und Hände trocknete sie und cremte sich selbstständig unter Anleitung ein.

Zum Kämmen musste Fr. S. aufgefordert werden.

Beeinflussender Faktor: Tremor und Rigor

Ziel: Fr. S. kann ihr Gesicht/ihren Oberkörper selbst waschen.

Maßnahme: Anleiten beim Gesicht selbst waschen/ evtl. Oberkörper selbst waschen

Durchführung: Hier wurde anleitend gearbeitet. Fr. S. führte die Anweisungen aus. Das Ziel konnte somit gehalten werden und wird fortgesetzt.

Diagnose: Selbstversorgungsdefizit Essen und Trinken S. 272 *(Vgl. Herdman 2013)*

Merkmal: Unfähigkeit Nahrung für die Aufnahme vorzubereiten

Aß mit Löffel oder Gabel

Beeinflussender Faktor: Seheinschränkungen

Koordinationsstörungen durch Tremor

Ziel: Fr. S. kann mit Besteck selbstständig Nahrung aufnehmen

Maßnahme: Nahrung wurde mundgerecht zubereitet

Durchführung: Durch das mundgerechte Zubereiten der Nahrung kann Fr. S. die Nahrung in entsprechender Form selbst zu sich nehmen. Das Ziel wurde somit erreicht und wird gehalten.

Diagnose: Selbstversorgungsdefizit Sich Kleiden S. 273 *(Vgl. Herdman 2013)*

Merkmal: Fr. S. konnte sich ihren Pullover nicht selbstständig anziehen   (erhöhter Tremor und Rigor) bzw. ausziehen.

Sie konnte weder Ober- noch Unterkörper selbstständig kleiden

Beeinflussender Faktor: Tremor, Rigor

Beugung im Becken fast komplett möglich siehe BWA

Anheben des Schultergürtels nicht komplett möglich

Eingeschränkte Kraft durch Muskelatrophie am ganzen Körper

Ziel: Tremor und Rigor ist reduziert/Fr. S. kann sich ihren Oberkörper selbstständig kleiden

Maßnahme: Durch Ausstreichen der beiden Arme wurde Fr. S. Wahrnehmung *Vgl. (Hofer 2009, 17-22)* gegeben. Der feste Widerstand, welcher beim Ausstreichen auf die Arme von Frau S. einwirkt reduzierte ihren Muskeltonus *Vgl. (Beckmann 2014)*. Rigor und Tremor konnten so reduziert werden. Fr. S. konnte ihre Hände und Arme selbstständig in ihren Pullover einführen und ihn so teilweise über den Kopf ziehen. Der Pullover musste lediglich am Rücken heruntergezogen werden. Dieses Ziel wurde erreicht und wird gehalten.

Besondere Vorkommnisse: Fr. S. feierte heute ihren 98. Geburtstag. Ihr Sohn war zu Besuch, sowie ein befreundetes Ehepaar. Das befreundete Paar brachte Fr. S. viel Obst mit. Frau S. aß Erdbeeren. Ca. eine halbe Stunde später erbrach Fr. S. Sie sagte, dass jeder von ihr wollte, dass sie esse. Außerdem war ihr das alles zu viel Aufregung und Freude mit ihrem Geburtstag. Ihr wurde vom Studenten und seiner Praxispartnerin eine Nierenschale vorgehalten. Anschließend wurde ihr Mund gereinigt und sie wurde ins Bett gebracht.

4   **Bericht vom 22.01.2015**

<u>Ziele:</u>   -Verbesserung der Steh- und Gehfähigkeit (Gleichgewicht und Muskelkraft ist verbessert) sowie Verbesserung des Transfers

-Fr. S. hat eine physiologische Körperhaltung beim Sitzen auf einem Holzstuhl

Diagnose: Beeinträchtigte Gehfähigkeit S. 244 *(Vgl. Herdman 2013)*

Bestimmende Merkmale: -Geht maximal 2-3 Schritte

Beeinflussende Faktoren: -Beeinträchtigung des Gleichgewichts

-Beeinträchtige Sehfähigkeit

-Ungenügend Muskelkraft und Ausdauer in den Beinen

-Angst zu stürzen

-Benötigt Unterstützung um in den Stand zu kommen

Diagnose: Beeinträchtigte Transferfähigkeit S. 249 *(Vgl. Herdman 2013)*

Bestimmende Merkmale: - Fr. L. benötigte Unterstützung von dem Studenten durch das Reichen beider Hände, um in den Stand zu gelangen. Sie zog sich an den Händen mit eigener Kraft hoch. Von alleine gelang es ihr nicht aufzustehen.

- Ging max. 2-3 Schritte

Beeinflussende Faktoren: - Beeinträchtigung des Gleichgewichts

- Beeinträchtige Sehfähigkeit

- Ungenügend Muskelkraft und Ausdauer in den Beinen

– Angst zu stürzen

Ziel: Verbesserung der Steh- und Gehfähigkeit (Gleichgewicht und Muskelkraft ist verbessert) sowie Verbesserung des Transfers

Maßnahme: Unterstützung bei der Intimpflege im Stehen zur Verbesserung der Steh- und Gehfähigkeit sowie des Transfers

Fr. S. wurde aufgefordert sich am Waschbecken festzuhalten und aufzustehen. Der Student und seine Praxispartnerin unterstützten Fr. S. dabei am Becken und der Schulterdecke von beiden Seiten. Fr. S. stand ca. 2 min aufrecht in dieser Position. Die Intimpflege konnte problemlos vom Studenten durchgeführt werden. Dieses Ziel wurde versucht bis auf fünf Minuten zu verbessern.

Der Transfer vom Rollstuhl ins Bett konnte ebenfalls verbessert werden. Fr. S. hielt sich an beiden Händen des Studenten fest und brachte sich so in den Stand. Anschließend konnte sie 2-3 kleine Schritte zu ihrem Bett gehen und sich dort hinsetzten. Der Transfer vom Bett in Rollstuhl funktionierte ebenfalls mit dem Reichen beider Hände. Durch das Reichen beider Hände konnte sich Fr. S. vom Liegen sitzend auf die Bettkante bewegen. Mit der Aufstehhilfe und ihren Füßen konnte sie sich innerhalb des Bettes von unten nach oben und zur Seite bewegen. Die Seitendrehung im Bett gelang ihr, indem sie sich am Bettgitter festhielt. Die Mobilität im Bett konnte erhalten werden. Dieses Ziel wurde somit erreicht und wird gehalten.

Diagnose: Gefahr eines Immobilitätssyndroms S. 245 *(Vgl. Herdman 2013)*
Risikofaktoren: Schläft zwischendurch öfters am Tisch ein
Sitzt dann nach links verschoben
Unphysiologische Körperhaltung mit der Gefahr von Haltungsschäden und Immobilität
Ziel: Fr. S. hat eine physiologische Körperhaltung beim Sitzen auf einem Holzstuhl
Unterstützung: Bei der Nahrungsaufnahme auf einem Stuhl mit Armlehnen sitzen, statt im Rollstuhl.
Fr. S. wurde durch das Reichen beider Hände in einen Holzstuhl mit Armlehne transferiert und saß dort gerade. Ihr Becken war für ca. eine Stunde nicht nach links verschoben. Sie wurde öfters darauf hingewiesen ihre nach links verschobene Haltung zu korrigieren. Diesen Vorgang führte sie dann aus. Dieses Ziel wurde erreicht und weiter gehalten.

5   Bericht vom 23.01.2015

Ziele: Fr. S. hat geschmeidige, intakte Haut
Haut ist intakt, hat kein Dekubitus
Verbesserung der Steh- und Gehfähigkeit (Gleichgewicht und Muskelkraft ist verbessert) sowie Verbesserung des Transfers

Gefahr einer Hautschädigung S. 431 *(Vgl. Herdman 2013)*
Risikofaktoren: -trockene Haut mit Altersflecken
- Fr. S. zeigte kaum Eigenbewegung beim Liegen im Bett, nur Mikrobewegungen *Vgl. (DNQP 2010, 23)*

-Bewegte sich beim Sitzen im Stuhl am Mittagstisch

Ziel 1: Fr. S. hat geschmeidige, intakte Haut

Maßnahme 1: Verbesserung des Hautzustandes durch selbstständiges Eincremen.
Fr. S. versorgte ihren Körper erneut einmal täglich mit Bodylotion unter Anleitung. Der Student cremte ihren Rücken, ihr Gesäß und ihre Beine ein.

Ziel 2: Haut ist intakt, hat kein Dekubitus

Maßnahme 2: Frau S. wurde im Bett durch Dreieckstücher positioniert. Ihr Gesäß wurde durch eine leichte Drehung zur linken Seite entlastet. Die Fersen wurden durch gerollte Handtücher freigelagert. Durch die Unterstützung mit Dreieckstüchern unter beiden Knien reduzierte sich ihr Muskeltonus. Hautrötungen vom Liegen traten nicht auf. Das Ziel wurde erreicht und wird gehalten.

Diagnose: Beeinträchtigte Gehfähigkeit S. 244 *(Vgl. Herdman 2013) s.o.*

Diagnose: Beeinträchtigte Transferfähigkeit S. 249 *(Vgl. Herdman 2013) s.o.*

Ziel: Verbesserung der Steh- und Gehfähigkeit (Gleichgewicht und Muskelkraft ist verbessert) sowie Verbesserung des Transfers

Maßnahme : Unterstützung bei der Intimpflege im Stehen zur Verbesserung der Steh- und Gehfähigkeit sowie des Transfers

Fr. S. stand ca. 5 min aufrecht am Waschbecken. Die Intimpflege konnte problemlos vom Studenten durchgeführt werden. Dieses Ziel wurde erreicht und wird gehalten.

6   **Bericht vom 4.02.2015**

Ziele: Fr. S. hat geschmeidige, intakte Haut

Intakte geschmeidige Haut

Gefahr einer Hautschädigung S. 431 *(Vgl. Herdman 2013) s.o.*

Risikofaktoren 1: hatte trockene Haut mit Altersflecken

Ziel 1: Fr. S. hat geschmeidige, intakte Haut

Maßnahme 1: Verbesserung des Hautzustandes durch selbstständiges Eincremen.

Fr. S. versorgte ihren Körper erneut einmal täglich mit Bodylotion unter Anleitung. Der Student cremte ihren Rücken, ihr Gesäß und ihre Beine ein. Der Hautzustand von Fr. S. verbesserte sich bereits nach einem Tag. Das Ziel wurde erreicht und wird gehalten.

Risikofaktoren 2:   Fr. S. hatte Mundwinkelrhagaden

Ziel 2:   Intakte geschmeidige Haut

Maßnahme 2:   Eincremen der Mundwinkel mit Bepanthen- Salbe

Durchführung 2:   Durch das tägliche Eincremen der Mundwinkelrhagaden konnten diese komplett abheilen. Das Ziel wurde erreicht.

<u>Besondere Vorkommnisse:</u> Fr. S. sagte heute: „Gehen Sie weg! Ich will keinen Mann!" Sie sagte, dass ihr kalt sei und sie schlecht geschlafen habe. Auf ihrer Zunge befand sich eine ungelöste Tablette. Es war ihre Schlafmedikation. Sie sagte, dass ihr kalt sei und sie schlecht geschlafen habe. Ihr Hautturgor zeigte stehende Hautfalten und ihre Zunge war trocken. Sie hatte eine weiße Gesichtsfarbe und zitterte. Im Regelfall konnte Fr. S. die Versorgung von Männern zulassen. Es wurde mit der Praxispartnerin abgesprochen, dass diese die Versorgung von Fr. Schiller übernehmen sollte. Laut Wohnbereichsleitung zeigte Fr. Schiller in der Nacht kein auffälliges Verhalten. Der Blutzucker lag wie bei Fr. S. üblich um diese Zeit bei 113mg/dl. Der Wohnbereichsleitung wurde mitgeteilt, dass Fr. Schiller ihre Schalfmedikation nicht sinnvoll erhalten hatte. Außerdem wurde erwähnt, dass sie eindeutige Zeichen einer Exsikkose zeigte. Sie erhielt eine Tasse Kakao und ein Glas Milch. Gegen Vormittag erwähnte Fr. S., dass sie heute früh verwirrt gewesen sei. Sie wusste nicht warum. Sie sagte, dass sie vielleicht schlecht geträumt habe, es ihr aber besser gehen würde. Biografisch gesehen negative Erfahrungen mit Männern konnten nicht ermittelt werden.

7   Bericht vom 5.02.2015

<u>Ziele:</u>   Ist zu Ort, Situation und Zeit orientiert

Fr. S. kann feste Nahrung zu sich nehmen/ Ihre Kaumuskulatur ist angeregt

Diagnose: Selbstversorgungsdefizit Essen und Trinken S. 272 *(Vgl. Herdman 2013)*

Merkmal: möchte lieber weiche Nahrung, bekommt passierte Kost

Beeinflussender Faktor: reduzierte Kaumuskulatur, kann Mundwinkel nicht komplett öffnen

Ziel: Fr. S. kann feste Nahrung zu sich nehmen/ Ihre Kaumuskulatur ist angeregt

Maßnahme : Anregung der Kaumuskulatur

Frau S. wurden mit ihrem Einverständnis keine passierten Speisen geboten. Die Kaumuskulatur wurde so angeregt. Dieses Ziel wurde erreicht und wird beibehalten. Sie aß selbstständig und benutzte Löffel oder Gabel. Fr. S. nahm ca. dreiviertel ihrer Mahlzeit zu sich.

Diagnose: Orientierungsstörung S. 280 *(Vgl. Herdman 2013)*

Bestimmende Merkmale:	war meist nicht zu Ort und Zeit orientiert, situativ teilweise orientiert
Beeinflussende Faktoren:	siehe Auswertung *MMST alter Ordner*
Ziel:	Ist zu Ort, Situation und Zeit orientiert
Maßnahme:	Fr. S. bekam Informationen zum Ort und zu der Zeit. Diese Informationen wurden in die tägliche Pflege integriert und nicht gesondert geplant. Sie konnte sich manchmal Informationen merken und diese abrufen. Das Ziel wurde teilweise erreicht und wurde weiterhin angestrebt.

Feedbackgespräch mit der Wohnbereichsleitung:

Der Wohnbereichsleitung wurde vom Studenten mitgeteilt, dass er sehr zufrieden und dankbar war, weil er die Chance bekommen hatte, mit Fr. S. intensiv zu arbeiten. Mit dem Betriebsklima auf Station und dem Angebot des Hauses war er ebenfalls sehr zufrieden.

Als positive Veränderungsvorschläge der täglichen Pflege, merkte er Fr. S betreffend an:

- Schmerz- und Parkinsonmittel erhielt Fr. S. bereits an der Bettkante
- Es wurde ihr genügend Zeit an der Bettkante gelassen. In dieser Zeit konnten die Pflegeutensilien bereits vorbereitet werden. Fr. S. war dadurch beweglicher, wacher und konnte sich teilweise selbst waschen, abtrocknen und eincremen.
- Die Stehfähigkeit wurde während der Intimpflege trainiert. Dadurch konnte die Gehfähigkeit und der Transfer verbessert werden.

- Durch die Positionierung mit Dreieckstüchern konnte der Muskeltonus von Fr. S. reduziert und ein Dekubitus vermieden werden.

Ergebnis des Gesprächs: Das Gespräch wurde während der Übergabe durchgeführt. Es war laut und es bestand eine gewisse Hektik im Stationszimmer. Dennoch zeigte die Wohnbereichsleitung großes Interesse. Sie wollte sich am nächsten Tag die direkten Veränderungen während der Pflege ansehen.

8   Bericht vom 6.02.2015

Der heutige Praxistag entfiel für den Studenten, da er erkrankte.

9   Diskussion und Ausblick

Schwerpunkte in der vorliegenden Arbeit waren Förderung der Beweglichkeit, Ernährung und Körperpflege. Es wurde versucht therapeutischen und pflegerischen Handlungsbedarf zu erkennen, sowie entsprechende Ziele und Maßnahmen zu formulieren. Der Student arbeitete mit für die entsprechenden Schwerpunkte relevanten NANDA- Pflegediagnosen.

An neuen Erfahrungen konnten die Datenerhebungen mit Assessments und die Diagnostik mit Hilfe der NANDA Pflegediagnose *(Vgl. Herdman 2013)* gemacht werden. Die Planung der Ziele und Maßnahmen, sowie deren Durchführung und anschließende Überprüfung konnte eingeübt werden. Die fachliche- und pädagogische Anleitung seitens der zuständigen Praxisanleiterin empfand der Student als sehr gut und lehrreich. Die Gestaltung des Pflegeprozesses in Bezug auf die Planung der Ziele und Maßnahmen von Fr. S. gelang dem Studenten seiner Meinung nach insgesamt gut. Bei der Durchführung der Regulation des Muskeltonus, Positionierung und Förderung der Wahrnehmung sowie mehrerer Transferarten besteht weiterer Übungsbedarf. Außerdem besteht weiterer Lesebedarf an Literatur. In Frage kommen hier das Affolter- Konzept, Basale Stimulation *(Vgl. Bienstein, Fröhlich 2012)* und das Aktivitas- Konzept *(Vgl. Beckmann 2000)*. Vom Studenten wurden bereits Artikel zur Tonusregulation gelesen *Vgl. (Beckmann 2014)*.

Interessant ist hier ebenfalls die Therapie des Facio- Oralen Trakts zu lesen, da diesem Buch eine hohe Wichtigkeit bei der Versorgung von Menschen im Wachkoma zukommt *Vgl. (Nusser-Müller-Busch, 2011)*. Gleiches gilt für das Affolter- Konzept *(Vgl. Hofer 2009)*. Weil der Student mit Erwachsenen Menschen im Wachkoma arbeitet, sieht er hier auch seine berufliche Weiterentwicklung, beispielsweise bei der Implementierung des Affolter- Konzeptes *Vgl. (Bidder 2009, 212-224)*. Eine weitere Möglichkeit könnte die Spezialisierung auf Beatmungsformen und Geräte sein *Vgl. (DIGAB 2014)*.

Literaturverzeichnis

Beckmann, M. (2014): Altenpflege Titelthema. Schlaganfall. Wie sollen Pflegende mit den Veränderungen des Muskeltonus umgehen? Wir geben Praxis- Tipps zu Hypotonus und Hypertonus sowie Grundlegendes zur Positionierung. Den Tonus regulieren. URL: http://www.altenpflege-online.net/Infopool/Nachrichten/Betreuung/Schlaganfall-Wie-Pflegekraefte-aktivierende-Pflege-und-Tonusregulation-durchfuehren (10.2.2015)

Beckmann, M. (2011): Bewegungsanalyse (BWA) bei liegender/em bzw. sitzender/em Betroffener/em. Moodle M7 Beckmann: Klinische Urteilsfähigkeit, verstehende Diagnostik und Prozessgestaltung | B.Sc. Pflege | WS 2014/15. Graue Literatur. Frankfurt am Main: Frankfurt University of Applied Sciences

Beckmann, M. et al. (2009): Checkliste Hautbeobachtung modifiziert nach Guhlich 1991. Moodle M3 Grundlagenmodul Pflegehandlungen 1. Sem. B.Sc. Pflege | WS 2013/14. Graue Literatur. Frankfurt am Main: Frankfurt University of Applied Sciences

Beckmann, M. (2000): Die Pflege von Schlaganfallbetroffenen nach dem Konzept der Aktivitas Pflege. Hannover: Schlütersche Verlag und Druckerei GmbH & Co. KG

Bidder, B. von (2009): Das Affolter- Modell in der Behandlung erwachsener Menschen im Wachkoma. In: A. Hofer (Hrsg.), Das Affolter- Modell. Entwicklungsmodell und gespürte Interaktionstherapie. München: Pflaum Verlag

Bienstein, C.; Fröhlich, A. (2012): Basale Stimulation® in der Pflege. Die Grundlagen. 7., korrigierte, überarbeitete und ergänzte Auflage. Bern: Hans Huber

Bischoff, S. C. (2012): Nestle Nutrition Institute. Mini Nutritional Assessment- MNA Long Form (MNA-LF). Deutsche Gesellschaft für Ernährungsmedizin e.V. URL: http://www.dgem.de/material/pdfs/MNA-LF%20Deutsch-240513.pdf (14.12.2014)

DIGAB (2014): Deutsche Gesellschaft für außerklinische Beatmung. Nichtinvasive und invasive Beatmung als Therapie der chronischen respiratorischen Insuffizienz. URL: http://www.digab.de/informationen/leitlinien/ (15.2.2015)

DNQP (2014a): Expertenstandard Förderung der Harnkontinenz in der Pflege. Deutsches Netzwerk für Qualitätsentwicklung in der Pflege (DNQP). Osnabrück: Hochschule Osnabrück

DNQP (2014b): Expertenstandard Schmerzmanagement in der Pflege bei chronischen Schmerzen. Deutsches Netzwerk für Qualitätsentwicklung in der Pflege (DNQP). Osnabrück: Hochschule Osnabrück

DNQP (2010): Expertenstandard Dekubitusprophylaxe in der Pflege. Deutsches Netzwerk für Qualitätsentwicklung in der Pflege (DNQP). Osnabrück: Hochschule Osnabrück

Gordon, Marjory (2013): Handbuch der Pflegediagnosen. Fünfte vollständig überarbeitete und erweiterte Auflage. Bern: Hans Huber

Gottschalck , Th. et al. (2003): Assessment-Instrumente zur pflegerischen Beurteilung des Mundes. Kayser- Jones Kurz- Untersuchung des Status der Mundgesundheit. Pflege, 2003 (16),273-282

Herdman, T. H. (2013): NANDA International. Pflegediagnosen. Definitionen und Klassifikationen. Kassel: RECOM- Verlag

Hofer, A. (2009): Das Affolter- Modell. Entwicklungsmodell und gespürte Interaktionstherapie. München: Pflaum Verlag

Hofer, A. (2009): Spüren- taktil kinästhetische Wahrnehmung. Problematik und Definition. In: A. Hofer (Hrsg.), Das Affolter- Modell. Entwicklungsmodell und gespürte Interaktionstherapie. München: Pflaum Verlag

Nusser-Müller-Busch, R. (2011): Die Therapie des Facio-Oralen Trakts. F.O.T.T. nach Kay Coombes. 3. Auflage. Berlin: Springer

Treusch, F. (2009): Mini-Mental-Status-Test (MMST) modifiziert nach Folstein, Folstein & McHugh. URL: http://www.arztpraxistreusch.de/MMST.pdf (14.12.2014)

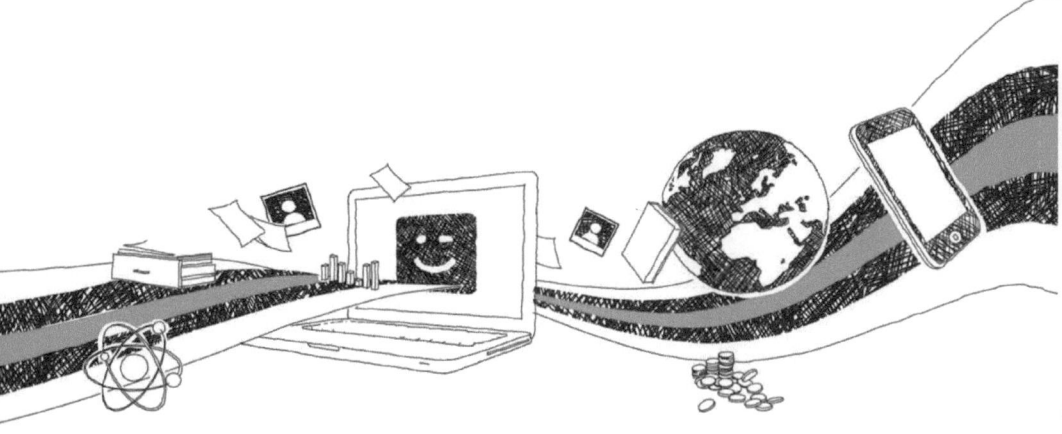
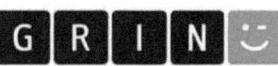